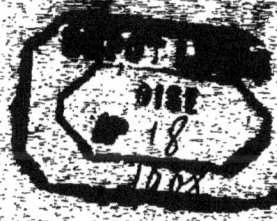

Règlement Sanitaire

DE LA

VILLE DE CHANTILLY

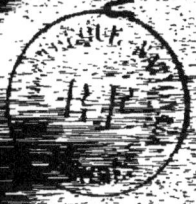

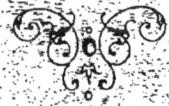

SENLIS

IMPRIMERIE ADMINISTRATIVE & COMMERCIALE

11, Place de l'Hôtel-de-Ville, 11.

1908

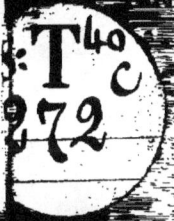

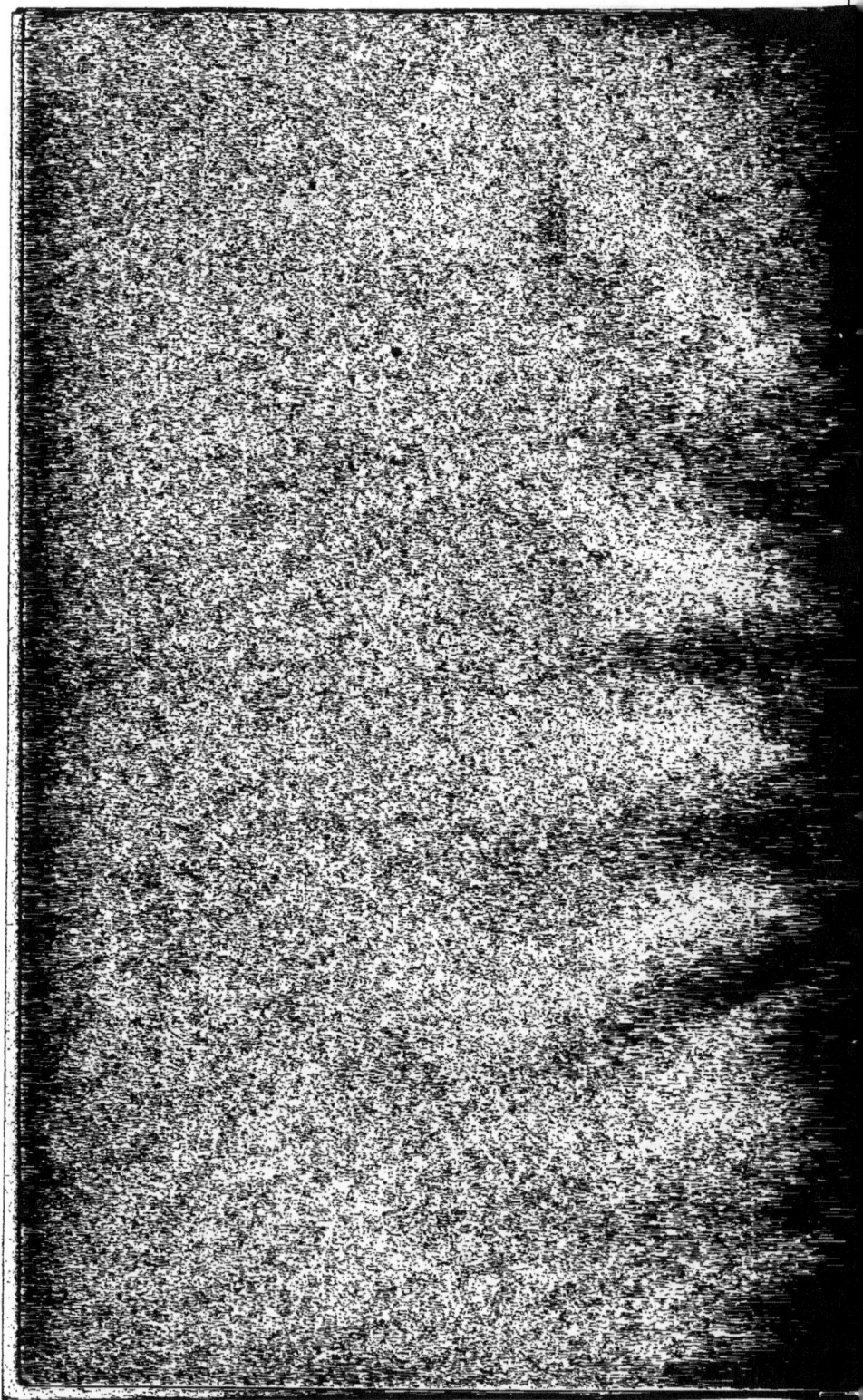

Règlement Sanitaire

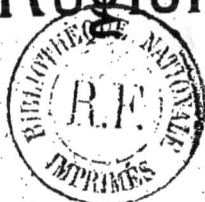

DE LA

VILLE DE CHANTILLY

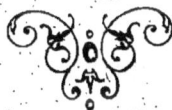

SENLIS

IMPRIMERIE ADMINISTRATIVE & COMMERCIALE

11, Place de l'Hôtel-de-Ville, 11.

—

1908

à la commune, par un arrêté du Préfet, le Conseil
départemental d'hygiène entendu ;

Sur l'avis conforme du Conseil municipal,

Arrête :

Titre I. — Salubrité.

Règles générales de salubrité des habitations.

Article premier. — Les habitations seront aérées
et éclairées largement. Leurs revêtements intérieurs
seront maintenus en état de propreté parfaite. Elles
seront munies de moyens d'évacuation des eaux
pluviales, des eaux ménagères et des matières usées.

Pièces destinées à l'habitation.

Art. 2. — Toute pièce pouvant servir à l'habitation soit de jour, soit de nuit, c'est-à-dire toute pièce
dans laquelle le séjour peut être habituel de jour
ou de nuit, aura une capacité d'au moins 25 mètres.

Elle sera aérée et éclairée directement sur rue ou
sur cour par une ou plusieurs baies. L'ensemble
de celles-ci présentera une surface d'au moins deux
mètres carrés, et au moins un mètre carré en plus
pour chaque fois 30 mètres cubes. Ces dimensions
pourront avoir une superficie de 1^{m}50 par chaque
fois 20 mètres cubes, pour les pièces habitables
de l'étage le plus élevé.

Art. 3. — Les jours de souffrance ne pourront
jamais être considérés comme baies d'aération.

Art. 4. — Les caves ne pourront servir à l'habitation de jour ou de nuit. Elles seront toujours ventilées par des soupiraux communiquant avec l'air extérieur.

Il est interdit d'ouvrir une porte ou trappe de communication avec une cave dans une pièce destinée à l'habitation de nuit.

Sous-sols.

Art. 5. — Les sous-sols destinés à l'habitation de jour auront chacune de leurs pièces aérée et éclairée au moyen de baies ouvrant sur rue ou sur cour et ayant les dimensions indiquées à l'article 2.

L'habitation de nuit est interdite dans les sous-sols.

Rez-de-Chaussée et Etages.

Art 6. — Le sol et les murs des locaux du rez-de-chaussée seront séparés des caves ou des terre-pleins par une couche isolante imperméable placée en contre-haut du sol extérieur

Art. 7. — Dans les bâtiments, de quelque nature qu'ils soient, destinés à l'habitation de jour ou de nuit, la hauteur des pièces ne sera pas inférieure aux dimensions suivantes, mesurées sous plafond : 2 mètres 60 pour le sous-sol, 2 mètres 80 pour le rez-de-chaussée et l'étage situé immédiatement au-dessus ; 2 mètres 60 pour les autres étages. La profondeur des pièces habitées ne pourra dépasser le double de la hauteur de l'étage.

ART. 8. — A l'étage le plus élevé du bâtiment, la hauteur minimum de 2 mètres 60 sera mesurée à la partie la plus haute du rampant. Toute chambre lambrissée aura une surface de plafond horizontale d'au moins deux mètres. La partie lambrissée comprendra une couche de matériaux protégeant l'occupant, autant que possible, contre les variations atmosphériques.

Hauteur des maisons.

ART. 9. — La hauteur des maisons, mesurée, sur le point milieu de la façade, entre le niveau du trottoir et le revers du pavé au pied de cette façade et la ligne de faîte de l'immeuble, n'excèdera pas les dimensions suivantes : en rapport avec la largeur réglementaire de la voie :

Voies de moins de 12 ^{m}... Hauteur de 6 mètres augmentée d'une dimension égale à la largeur de la voie;

Voies de 12 à 15 ^{m}........ Hauteur de 19 mètres;

Voies de 15 ^{m} et au-dessus. Hauteur de 20 mètres.

Pour le calcul de la cote de hauteur, toute fraction de mètre de la voie sera comptée pour un mètre.

ART. 10. — Lorsque les voies sont en pente, la façade des bâtiments en bordure sera divisée pour le calcul de la hauteur, en sections ne pouvant dépasser 3o mètres. La cote de hauteur de chaque section sera prise au point milieu de chacune d'elles.

ART. 11. — Pour les bâtiments compris entre des voies d'inégales largeurs ou de niveaux différents, la hauteur de chacune des façades sur rue ne pourra dépasser celle qui est fixée en raison de la largeur ou du niveau de la voie sur laquelle elle s'élève.

Cours et courettes.

ART. 12. — Les cours sur lesquelles prennent jour et air des pièces pouvant servir à l'habitation soit de jour soit de nuit, auront une surface d'au moins 3o mètres carrés.

ART. 13. — Les cours, dites courettes, sur lesquelles sont exclusivement aérées et éclairées des pièces qui ne peuvent être destinées à l'habitation, auront une surface de 15 mètres carrés au moins.

ART. 14. — Il est interdit de placer des combles vitrés au-dessus des cours ou des courettes, à moins qu'il ne soit établi à la partie supérieure de ces cours ou courettes, ainsi qu'à la partie inférieure, des prises d'air assurant une ventilation efficace dans toute la hauteur.

ART. 15. — Les vues directes prises dans l'axe de chaque baie des pièces servant à l'habitation de jour et de nuit et donnant sur des cours ne seront pas inférieures à 4 mètres.

ART. 16. — Au dernier étage des bâtiments les pièces servant à l'habitation de jour ou de nuit peuvent exceptionnellement prendre jour et air sur des courettes.

Escaliers.

ART. 17. — Les escaliers seront aérés et éclairés dans toutes leurs parties.

Chauffage.

ART. 18. — Dans toute pièce habitable contenant une cheminée, celle-ci sera pourvue d'une prise d'air d'amenée de l'air extérieur.

ART. 19. — Les fourneaux de cuisine, fixes ou mobiles, brûlant du bois, du charbon, du coke, du gaz ou des combustibles liquides, seront surmontés d'une hotte raccordée sur un conduit de fumée. Dans le cas contraire, ils devront être efficacement ventilés. Les clefs destinées à régler le tirage de ces conduits de fumée ne pourront jamais être installées de façon à fermer complètement la section de ces conduits.

ART. 20. — Les tuyaux de fumée s'élèveront à 0 m. 40 au moins au-dessus de la partie la plus élevée de la construction.

ART. 21. — Les prises d'air des calorifères ne pourront se faire qu'à l'extérieur.

ART. 22. — Les appareils de chauffage seront construits et installés de telle sorte qu'il ne s'en dégage, à l'intérieur des pièces habitables, ni fumée ni aucun gaz pouvant compromettre la santé des habitants.

Alimentation d'eau.

ART. 23. — Les habitations en bordure des rues parcourues par une canalisation publique d'eau potable seront reliées à cette canalisation par un branchement spécial. Celui-ci desservira, autant que possible, les différents étages en cas de locations multiples de ces immeubles, ou tout au moins l'usage de l'eau potable sera assuré à tous les locataires.

ART. 24. — Dans le cas où un immeuble est, en outre, desservi par une canalisation d'eau non potable, cette canalisation sera rendue distincte par une couche de peinture de couleur déterminée, et il n'existera aucune communication dans les maisons entre les deux réseaux de distribution.

ART. 25. — Tout appareil de puisage ou de prise d'eau sera établi de telle sorte qu'il ne devienne une cause d'humidité pour la construction.

ART. 26. — Les réservoirs d'eau potable auront leurs parois formées de matières qui ne puissent être altérées par les eaux. Le plomb en sera exclu.

Ils seront hermétiquement clos à leur partie supérieure, de façon que les poussières, les liquides ou toutes autres matières étrangères n'y puissent pénétrer.

Ils seront soustraits au rayonnement solaire et éloignés des conduits d'évacuation des eaux ménagères et des matières usées. Leur partie inférieure sera munie d'un robinet de nettoyage.

Ils seront tenus en état constant de propreté.

ART. 27. — Aucun puits ne pourra être utilisé pour l'alimentation privée ou publique, s'il n'est situé à une distance d'au moins dix mètres des cabinets et fosses d'aisances, de fumiers et dépôts d'immondices.

ART. 28. — Les parois des puits seront étanches. Ils seront fermés à leur orifice et protégés contre toute infiltration d'eaux superficielles par l'établissement d'une aire en maçonnerie bétonnée, large d'environ deux mètres, hermétiquement rejointe aux parois des puits et légèrement inclinée du centre vers la périphérie.

ART. 29. — Les puits seront tenus en état constant de propreté. Il sera procédé, en outre, à leur nettoyage ou à leur désinfection sur injonction du Maire, après avis conforme du Bureau d'Hygiène ou de l'autorité sanitaire, dans les conditions prévues à l'art. 12 de la loi du 15 février 1902.

ART. 30. — Les puits hors d'usage seront fermés et ceux dont l'usage est interdit à titre définitif seront comblés jusqu'au niveau du sol.

ART. 31. — En cas d'usage de l'eau de citerne

pour l'alimentation, les parois de cette citerne et les tuyaux d'amenée seront imperméables.

L'orifice des citernes sera clos et l'eau ne pourra y être puisée qu'à l'aide d'une pompe ou d'un robinet siphoné suivant le cas. Des dispositions seront prises pour que les premières eaux de pluie ne soient pas versées dans les citernes.

Evacuation des eaux pluviales.

ART. 32. — Les chénaux et gouttières étanches de dimensions appropriées recevront les eaux pluviales à la partie basse des couvertures, de façon à les diriger rapidement, sans stagnation, vers les orifices des tuyaux de descente.

ART. 33. — Il est interdit de projeter des eaux usées, de quelque nature qu'elles soient, dans les chénaux et gouttières.

ART. 34. — Dans les maisons en bordure de rues munies d'égouts, le sol des cours et courettes sera revêtu en matériaux imperméables, avec des pentes convenablement réglées pour diriger les eaux pluviales sur les orifices d'évacuation (entrées d'eau).

Les entrées seront munies d'une occlusion hermétique et permanente et raccordées sur les conduits d'évacuation.

Evacuation des eaux et matières usées.

ART. 35. — Dans toute maison il y aura, par appartement, quelle qu'en soit l'importance, à partir

de trois pièces habitables (non compris la cuisine)
un cabinet d'aisances installé dans un local éclairé
et aéré directement.

Un évier ou un poste d'eau sera annexé à ce cabinet
toute les fois que la canalisation le permettra. Cet
évier ou poste d'eau comportera un robinet d'amenée
pour l'eau de lavage et un vidoir pour l'évacuation
des eaux usées.

Art. 36. — Il sera établi également, et dans les
mêmes conditions, pour le service des pièces habitables, louées isolément ou par groupe de deux, un
un cabinet d'aisances par cinq pièces habitables et
un poste d'eau autant que possible par dix pièces
habitables.

Art. 37. — Dans les établissements à usage
collectif, le nombre des cabinets d'aisances sera
déterminé en prenant pour base le nombre des
personnes appelées à faire usage des cabinets et la
durée de séjour de ces personnes dans les dits
établissements.

Art. 38. — Les cabinets d'aisances seront munis
de revêtements lisses et imperméables, susceptibles
d'être facilement lavés ou blanchis à la chaux. Ils
seront suffisamment éclairés et aérés ; leur baie
d'aération sera installée de telle sorte qu'elle puisse
rester ouverte en permanence.

Art. 39. — Les cabinets d'aisances installés dans
les maisons ne communiqueront directement ni avec

les chambres à coucher ni avec les cuisines. En aucun cas ils n'y prendront air ni lumière.

ART. 40. — Au cas où un réseau d'égouts susceptible de recevoir des matières de vidanges serait établi, les habitations desservies par ce réseau y seront reliées par des conduites convenablement établies.

Les cabinets d'aisances seront munis d'une cuvette avec occlusion hermétique et permanente ; des dispositions y seront prises pour assurer le lavage complet de cette cuvette.

ART. 41. — Lorsque les conduits d'évacuation des matières usées aboutissent à des fosses ou à des tinettes, les cabinets d'aisances pourront être simplement munis d'un vase étanche à occlusion permante inodore.

Les fosses d'aisances seront rigoureusement étanches.

ART. 42. — Les conduits et canalisations destinés à recevoir les matières des cabinets d'aisances auront leurs revêtements intérieurs lisses, imperméables. Ils seront installés de telle sorte qu'aucune matière n'y puisse séjourner. Les joints seront hermétiques.

Les canalisations seront munies de tuyaux dits d'évent. Ceux-ci seront prolongés au-dessus des parties les plus élevées de la construction ; ils seront établis de manière à ne jamais déboucher soit au-dessous, soit à proximité des fenêtres ou des réservoirs d'eau.

ART. 43. — Lorsque les conduits des cabinets d'aisances sont reliés à des égouts publics, chacun d'eux aura à son pied une occlusion hermétique et permanente, disposée de telle sorte qu'aucun reflux de l'air de l'égout ne puisse se faire dans l'habitation.

ART. 44. — Il est interdit de déverser directement ou indirectement dans les cours d'eau ou dans les puisards aucune matière excrémentitielle.

ART. 45. — Les conduits d'évacuation des éviers, lavabos, vidoirs, bains, etc... s'il existe des égouts publics, seront indépendants de ceux des cabinets d'aisances et leur raccord avec l'égout sera établi comme pour ces derniers.

ART. 46. — Tous ouvrages appelés à recevoir des matières usées, avec ou sans mélange d'eaux pluviales, d'eaux ménagères ou de tous autres liquides, tels qu'égouts, conduits, tinettes, fosses, etc., auront leurs revêtements intérieurs lisses et imperméables.

Leurs dimensions seront proportionnées au volume des matières qu'ils reçoivent. Leurs communications avec l'extérieur seront établies de telle sorte qu'aucun reflux de liquides, de matières ou de gaz nocifs ne puisse se produire dans l'intérieur des habitations.

ART. 47. — Il est interdit de jeter, dans les ouvrages destinés à la réception ou à l'évacuation des
eaux pluviales, des eaux ménagères et des matières
usées, des objets quelconques capables de les
obstruer.

ART. 48. — Les puits et puisards absorbants
seront interdits.

ART. 49. — Les écuries et étables auront leur sol
imperméable. Elles seront convenablement éclairées
et aérées. Si leur aératioon exige des conduits spéciaux, ceux-ci s'élèveront au-dessus du point le plus
élevé de la construction.

Les fumiers et purins seront déposés ou recueillis
sur des emplacements ou dans des fosses étanches ;
ils seront enlevés aussi fréquemment que possible.

Permis de construction.

ART. 50. — A dater de la publication du présent
règlement, aucun immeuble destiné à l'habitation
de jour et de nuit ne pourra être construit s'il ne
satisfait pas aux prescriptions qui précèdent,

Les mêmes dispositions seront applicables aux
grosses réparations.

Les propriétaires, architectes ou entrepreneurs
présenteront a cet effet et avant tout commencement
de travaux, un ou plusieurs plans en double exem-
plaire. Il en sera donné récépissé.

Si les prescriptions réglementaires sont observées, l'autorisation sera délivrée dans le plus bref délai possible. Un double du permis et des plans sera conservé à la mairie.

Si des modifications sont reconnues nécessaires, ou s'il y a lieu de refuser l'autorisation, la décision sera notifiée dans un délai de vingt jours.

Entretien des habitations.

ART. 51. — Les façades sur rue, sur cour et sur courettes seront maintenues en état de propreté, ainsi que le sol des cours et courettes.

Les parois des allées, vestibules, escaliers et couloirs à usage commun seront lessivées ou blanchies à la chaux au moins tous les cinq ans.

Les murs, les plafonds et les boiseries des cabinets d'aisances à usage commun seront lessivés ou blanchis à la chaux chaque année.

Titre II. — Prophylaxie des maladies transmissibles.

Maladies transmissibles.

ART. 52. — En vertu de l'art. 4 de la loi du 15 février 1902, et conformément à l'art. 1er du décret du 10 février 1903, les précautions à prendre pour prévenir ou faire cesser les maladies transmissibles dont la déclaration est obligatoire, sont déterminées, notamment en ce qui concerne l'isolement du malade et la désinfection, dans les conditions ci-après :

Art. 53. — Les mêmes mesures sont applicables en cas de l'une des maladies énumérées dans la deuxième partie de l'article 1er du décret précité du 10 février 1903, sur la demande des familles, des chefs de collectivités publiques ou privées, des administrations hospitalières ou des bureaux d'assistance, après entente avec les intéressés.

Isolement.

Art. 54. — Tout individu, atteint d'une des maladies prévues aux articles qui précèdent, sera isolé de telle sorte qu'il ne puisse propager cette maladie par lui-même ou par ceux qui sont appelés à le soigner.

L'isolement sera pratiqué soit à domicile, soit dans un local spécialement aménagé à cet effet, soit à l'hôpital.

Art. 55. — Jusqu'à la disparition complète de tout danger de transmission, on ne laissera approcher du malade que les personnes appelées à le soigner. Celles-ci prendront des précautions convenables pour éviter la propagation du mal.

Transport des Malades.

Art. 56. — Le transport du malade sera autant que possible effectué par une voiture spéciale désinfectée après le voyage.

Dans le cas où, à défaut de voiture spéciale, il serait fait usage d'une voiture publique ou privée, ce véhicule devra être désinfecté immédiatement après le transport, sous la responsabilité de ses propriétaire et conducteur, qui pourront exiger un certificat de désinfection.

ART. 57. — Il est interdit à toute personne atteinte d'une des maladies transmissibles visées aux articles 53 et 54 de pénétrer dans une voiture affectée au transport en commun.

S'il s'agit de transport par chemin de fer, le Chef de gare devra être prévenu à l'avance pour permettre l'application de l'article 60 du règlement sur la police des chemins de fer, modifié par le décret du 1er mars 1901.

Désinfection

ART. 58. — Il est interdit de déverser aucune déjection ou excrétion (crachats, matières fécales, etc..) provenant d'un malade atteint d'une affection transmissible, sur les voies publiques ou privées, dans les cours, dans les jardins ou sur les fumiers.

Ces déjections ou excrétions seront recueillies dans des vases spéciaux ; elles seront désinfectées et exclusivement projetées dans les cabinets d'aisances.

ART. 59. — Pendant toute la durée d'une maladie transmissible, les objets à usage personnel ou domestique du malade et des personnes qui l'assistent, de même que les objets contaminés ou souillés seront désinfectés.

Art. 60. — Il est interdit, sans désinfection préalable, de jeter, secouer ou exposer aux fenêtres, aucun linge, vêtement, objet de literie, tapis ou tenture ayant servi au malade ou provenant des locaux occupés par lui,

Art. 61. — Le nettoyage de la pièce et des objets qui la garnissent se fera exclusivement pendant toute la durée de la maladie, à l'aide de linges, étoffes, tissus ou substances imprégnées de liquides antiseptiques.

Art. 62. — Il est interdit d'envoyer sans désinfection préalable, aux lavoirs publics ou privés, ou aux blanchisseries, des linges et effets à usage, contaminés ou souillés.

Dans le cas où le lavage de ces objets y aurait été néanmoins pratiqué, le propriétaire du lavoir ou de la blanchisserie tiendra l'établissement fermé jusqu'à ce que l'assainissement et la désinfection prescrites par l'autorité sanitaire aient été effectués.

Il est également interdit d'envoyer sans désinfection préalable, aux établissements industriels qui pratiquent le cardage ou l'épuration proprement dite, des matelas literies et couvertures ayant servi à des malades atteints de maladies transmissibles,

Le cardage des matelas et le battage des tapis sont interdits sur les voies et promenades publiques aux heures déterminées par Arrêté Municipal.

Art. 63. — Les locaux occupés par le malade

seront désinfectés aussitôt après son transport en dehors de son domicile, sa guérison ou son décès.

L'exécution de cette prescription pourra être constatée par un certificat délivré aux intéressés sur leur demande. Ce certificat ne mentionnera ni le nom du malade, ni la nature de la maladie; il désignera les locaux désinfectés.

Sorties des malades.

ART. 64. — Après guérison, le malade ne sortira qu'après avoir pris les précautions convenables de propreté et de désinfection.

Dans le cas où le malade soigné dans un établissement hospitalier sortirait de cet établissement pour quelque motif que ce soit, avant que tout danger de contamination ait disparu pour les personnes avec lesquelles il pourrait se trouver en contact, l'avis doit en être immédiatement donné au Maire par le médecin traitant ou le Chef de service responsable. Cet avis, formulé dans les mêmes conditions que la déclaration de maladie, doit indiquer le domicile ou le lieu auquel le malade sortant a déclaré se rendre.

ART. 65. — Les enfants ne pourront être réadmis à l'école, soit publique, soit privée, qu'après un avis favorable du médecin traitant et l'autorisation du médecin inspecteur de l'école.

Refuges et Asiles.

ART. 66. — Dans les établissements publics ou

privés recueillant, à titre temporaire ou permanent,
des personnes sans asiles, les vêtements et effets à
usage de celles-ci seront aussitôt désinfectés.

La désinfection du matériel et des locaux de ces
établissements sera pratiquée, aussi souvent qu'il
sera possible et nécessaire, pour toute la partie du
matériel ayant servi aux réfugiés et des locaux qu'ils
ont occupés.

Procédés de désinfection.

ART. 67. — La désinfection sera pratiquée, soit
par les services publics, soit par les particuliers,
dans les conditions prescrites par l'article 7 de la loi
du 15 février 1902, notamment en ce qui concerne
l'approbation préalable des procédés par le Ministre
de l'Intérieur.

ART. 68. — Les appareils de désinfection employés
dans la commune à la désinfection obligatoire sont
soumis à une surveillance permanente organisée
par arrêté préfectoral.

L'emploi de ces appareils sera suspendu, à titre
temporaire ou définitif, s'il est établi qu'ils ne fonc-
tionnent plus dans les conditions prévues par le
certificat de mise en service ou que les détériorations
constatées ne permettent plus leur fonctionnement
normal.

Cadavres

ART. 69. — Les cadavres des personnes mortes de

maladies transmissibles seront isolés le plus promptement possible.

Les dispositions nécessaires seront immédiatement prises pour assurer la mise en bière et l'inhumation en exécution du décret du 27 avril 1889,

Titre III. — Dispositions générales.

ART. 70. — Une surveillance spéciale est exercée, au point de vue de la qualité de l'eau potable, sur les établissements ouverts au public, tels que cafés, restaurants ou débits. L'usage de toute eau reconnue malsaine est interdit par arrêté du Maire. Les puits ou citernes dont l'eau servant d'eau potable serait reconnue malsaine, seront immédiatement fermés.

ART. 71. — Les lavoirs seront largement aérés, les revêtements de leurs parois seront lisses et imperméables ; le sol aura des rigoles d'écoulement.

Leurs bassins seront étanches, tenus avec la plus grande propreté, vidés, nettoyés et désinfectés au moins une fois par mois.

ART. 72. — Si les matières de vidanges sont utilisées pour des cultures, elles seront recueillies et transportées dans des récipients clos jusqu'à leur dépôt sur les terrains auxquelles elles sont destinées.

ART. 73. — Il est interdit de déverser des matières de vidange et des eaux d'égouts sur des champs où sont cultivés à ras du sol des légumes et des fruits destinés à être consommés crus.

Art. 74. — Les prescriptions des articles qui précèdent sont applicables aux établissements collectifs ou publics, aux administrations publiques ainsi qu'aux édifices publics.

Art. 75. — Pour l'exécution des prescriptions formulées par les articles 23 (Alimentation en eau) et 42 (Fosses d'aisances), il sera accordé un délai maximum de deux ans, à partir de la publication du présent Règlement.

Titre IV. — Pénalité.

Art. 76. — Les contraventions aux dispositions du présent Règlement seront poursuivies conformément à l'article 27 de la loi du 15 février 1902, et passibles des pénalités prévues tant par cet article que par l'article 471 du Code pénal, sans préjudice de l'application des articles, 28, 29, 30, ainsi que des contraventions dites de grande voirie qui leur seraient applicables.

Fait à Chantilly, les 5 avril et 13 novembre 1907.

Le Maire,
VALLON.

Vu et approuvé :
Beauvais, le 11 mars 1908,
Pour le Préfet,
Le Secrétaire-Général délégué,
LAUNOIS.

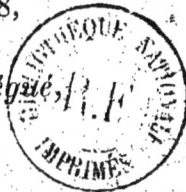

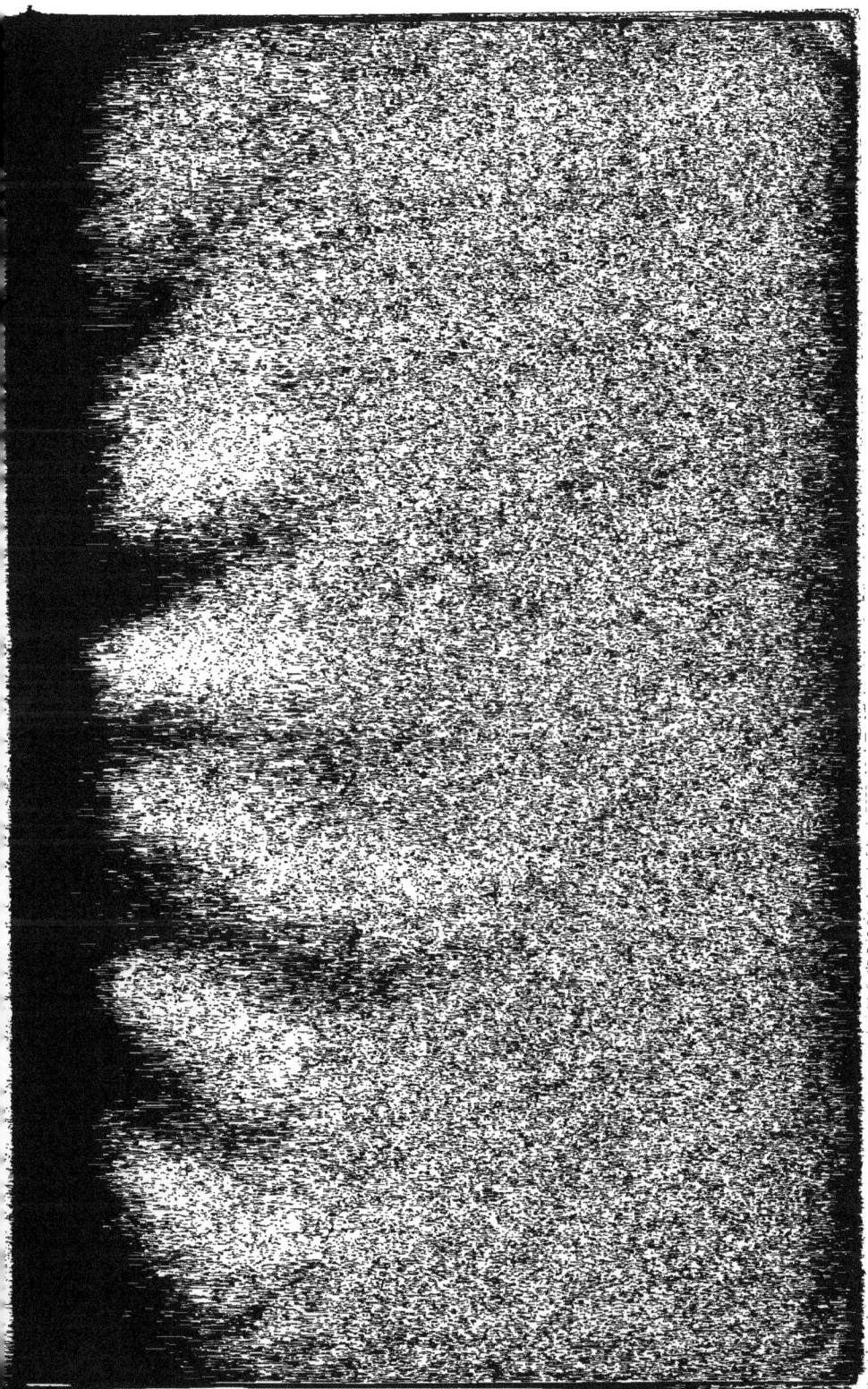

37

www.ingramcontent.com/pod-product-compliance
Lightning Source LLC
Chambersburg PA
CBHW070746210326
41520CB00016B/4598